TEDIO

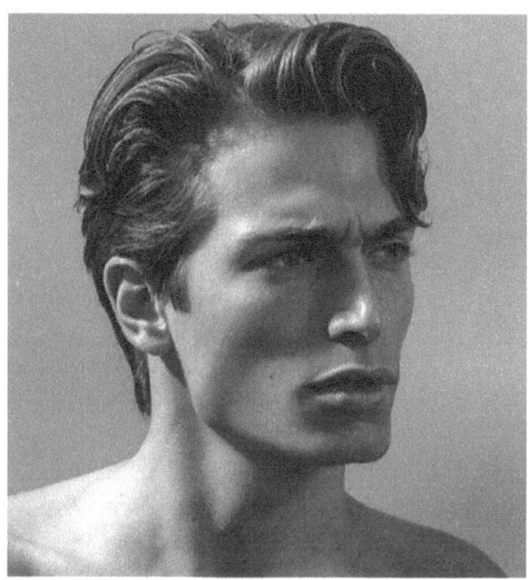

EL MEWING

COMO MARCAR LA MANDÍBULA

INDICE.

Autor: Toribio Alejandro Acosta Leyva

Edición y Maquetación: Tedio

Editorial: Puerto Príncipe

Edición: n° 1

¿Cómo practicar MEWING?

Hola amigo, no se si vienes de YouTube, de Instagram o si solo estás aquí por mera casualidad. Pero lo que si se es que si lees este libro completo voy a lograr cambiar tu vida de una manera que no te esperabas. Una manera que no solo te dará una apariencia más atractiva si no que te dará un nuevo estilo de vida. Te dará unos hábitos que van a ser parte de tu vida cotidiana y que sin duda te harán progresar y tener éxito en la vida.

Primero a cumplir las expectativas ¿Quieres aprender mewing de verdad? Primero debes saber que es el mewing.

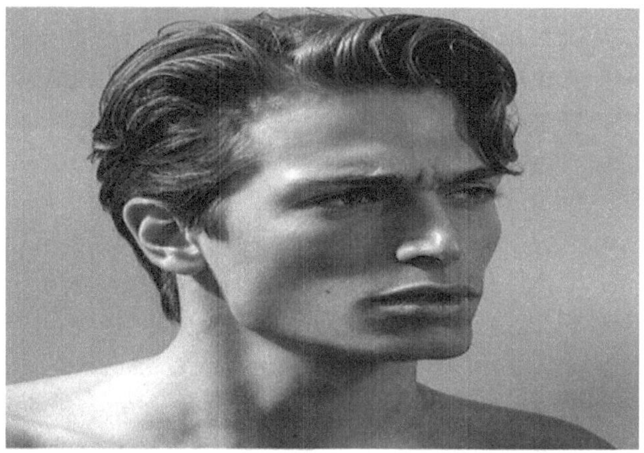

Mewing consiste en una serie de ejercicios practicados con la lengua que te harán tener una apariencia mas atractiva. En resumen tendrás una mandíbula más cuadrada, unos pómulos más exaltados una nariz más recta, unos cachetes más huecos y una jawline de película.

Te estarás preguntando ¿Cómo practicar mewing? La respuesta es sencilla. En este pack que es solo para personas como tu. Personas que se tomaron la molestia de por lo menos pagar un precio súper bajo para adquirir un conocimiento tan elevado.

Paso numero 1: para practicar mewing.

La postura: la postura a la hora de practicar mewing debe de ser erguida. Está demostrado científicamente que las personas con un cuello encorvado tienen una apariencia peor o menos atractiva que las personas con un cuello recto. A su vez pueden existir personas con un cuello encorvado y que tengan rasgos físicos buenos pero esto sería por la genética. Mas so esa persona tuviese también el cuello erguido su apariencia física fuera mucho mejor. Al igual que tener un cuello erguido no significa ser guapo, pronto te darás cuenta de que todo funciona junto y sino no funciona o funciona a medias y no es lo que queremos. El objetivo de practicar mewing y los otros temas que te enseño mas adelante es cambiar por completo tu persona en cuanto a la apariencia.

El ancho del cuello. El cuello debe de ser proporcional con el ancho de tu mandíbula. Esto dará una apariencia mucho más guapa.

Paso numero 2: La lengua

La lengua es quizá o mejor dicho lo más importante a la hora de practicar mewing ya que sin ella no sería posible, puedes estar encorvado y de igual manera practicar mewing pero sin lengua nunca podrías. Bien, es importante saber como colocar la lengua a la hora de hacer mewing.

La manera correcta es presionando completamente la lengua contra el paladar. Esta debe ir un centímetro más atrás de la encía. De ahí hacia atrás debe de estar completamente pegada al paladar como dije anteriormente.

Aquí te dejo un ejemplo.

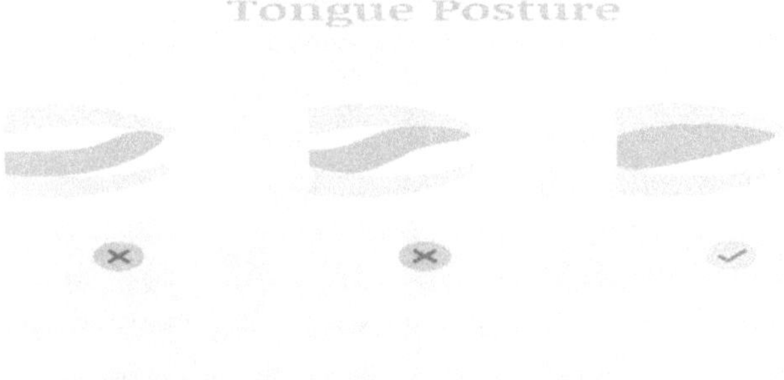

Paso numero 3: Los hábitos

Los hábitos son muy importantes a la hora de practicar mewing, son experiencias que debes añadir a tu vida cotidiana para practicarlo correctamente.

Numero 1:

Al tener la lengua ahí arriba por largo tiempo se te va a volver un hábito, algo subconsciente que con el tiempo no tendrás que hacer y poco a poco tu mandíbula va a recuperar la forma adecuada para tener una apariencia mas atractiva

Ejemplo: efectos de la lengua en el paladar

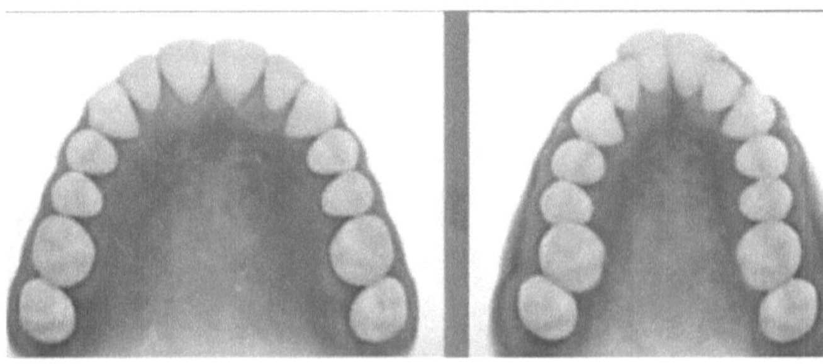

Numero 2: La comida

La comida que mastiques debe ser aniquilada por tus
molares justo donde está situado el macetero y comer
en pequeñas porciones para no llenar el bucinator
que es el musculo al que llamamos cachetes.

Numero 3: La dieta

Es importante tener una dieta balanceada para no
obtener los rasgos físicos de una persona pasada de
peso. Ya sabes a que me refiero. Cachetes abultados,
la llamada papada, etc.

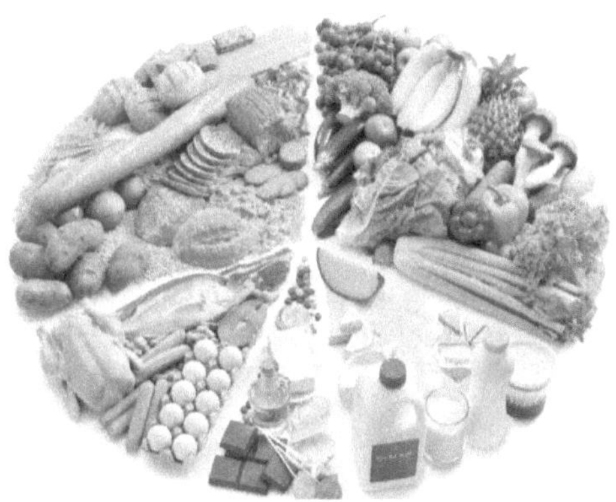

Numero 4: Ejercicios

Los ejercicios para el Mewing son muy importantes, ya que estos son los que te harán obtener unos resultados más rápidos ¿Sería bueno convertirlos en hábitos no?

Ejercicio numero 1:

Bien, el primer ejercicio de mewing que debes conocer consiste en dejar la lengua presionando fuertemente contra el paladar por lo menos 30 minutos. Con el tiempo será algo subconsciente y ni te darás cuenta pero vas a estar presionando fuertemente. Este ejercicio es más conocido como Hard Mewing.

Ejercicio numero 2:

La Mandíbula de Superman.

Este ejercicio consiste en echar para adelante la mandíbula y dejarla ahí por 5 segundos, luego a la posición natural y luego adelante otra vez por otros 5 segundos. Así pásate media hora al día. Notarás al terminar el ejercicio una sensación extraña de incomodidad como si tu mandíbula siempre hubiese estado ahí adelante. Esto aunque no lo creas va a ser procesado por tu cerebro y se almacenará ahí. Con el tiempo ya no tendrás que ejercitar este ejercicio porqué habrás conseguido sus efectos que son simples y claros ¿Verdad?

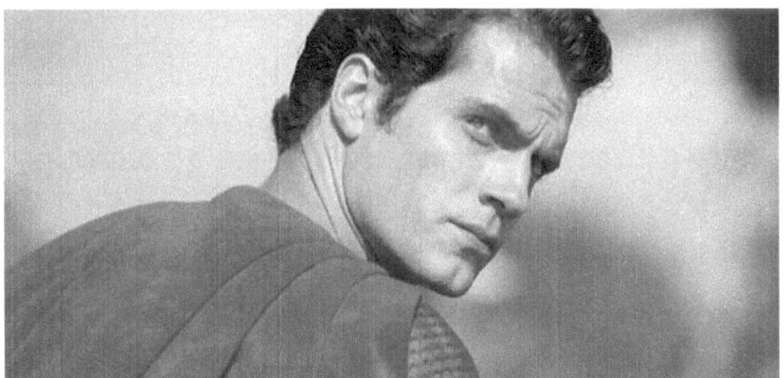

El Chewing

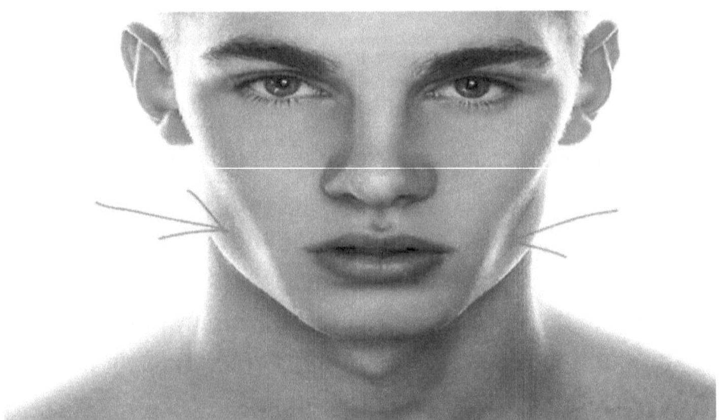

El chewing es un ejercicio que, realizado correctamente te dará unos maseteros sorprendentes. Sin duda alguna uno de los rasgos de belleza más atractivos de un hombre.

¿Te gustaría saber como practicarlo? Ahora te explico. El chewing es un ejercicio fácil e incluso divertido de hacer. Te fortalecerá los maseteros de una manera y increíble y se practica de la siguiente manera.

Un ejemplo de como se practica el chewing sería así:

Colocas varios chicles en tu boca preferiblemente que sea má de uno para que se forme una bola más grande. Esto puede ser un poco incomodo al principio pero le irás cogiendo el rumbo.

Si no te puedes permitir comprar varios chicles al día puedes reciclarlos guardándolos herméticamente en el refrigerador

Bien una vez tengas el chicle lo colocas atrás, justo en los cordales y masticas durante un minuto sin parar y fuerte de un lado, me refiero a la izquierda o la derecha luego del otro y así sucesivamente hasta que lo hagas por lo menos media hora. Después puedes relajarte y solo masticarlo... esto con el tiempo te dará cambios. A este ejercicio yo le llamo chewing turbo.

Esto es todo del Chewing, se que es una guía corta pero has de saber que no tiene ciencia y si lo practicas como te he explicado yo verás cambios en mucho menos tiempo que si lo haces de otra manera. Te puedo asegurar que funciona ya que yo mismo lo he practicado y buen conoces mis resultados.

La hipertrofia de Pómulos.

¿Alguna vez ha escuchado el término de hipertrofia?

Literalmente significa esto:

<< Desarrollo excesivo o aumento desmesurado y perjudicial de una cosa. >>

Ahora, ¿A qué nos referimos con hipertrofia de pómulos?

Tienes que saber que es esta una practica peligrosa y que puede causar daños secundarios en tu cuerpo. No es recomendada por doctores ni terapeutas sin embargo la incluyo porqué cierto es que puede dar unos resultados maravillosos en poco tiempo.

Como decía ***no recomiendo practicarla.*** A lo que llamamos pómulos en verdad se llama **hueso Cigomático.** Este ejercicio consiste en dar pequeñas repeticiones de golpes con un objeto contundente en ellos la misma cantidad de un lado que del otro. Ejemplo 5 repeticiones de 50 golpes en cada lado del rostro.

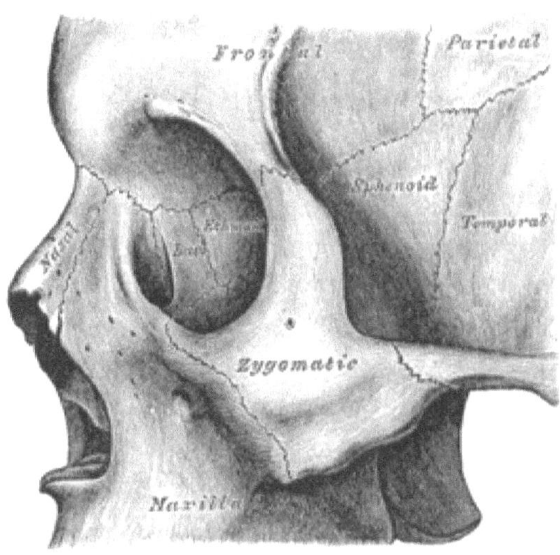

Te estarás preguntando si esto en verdad funciona.

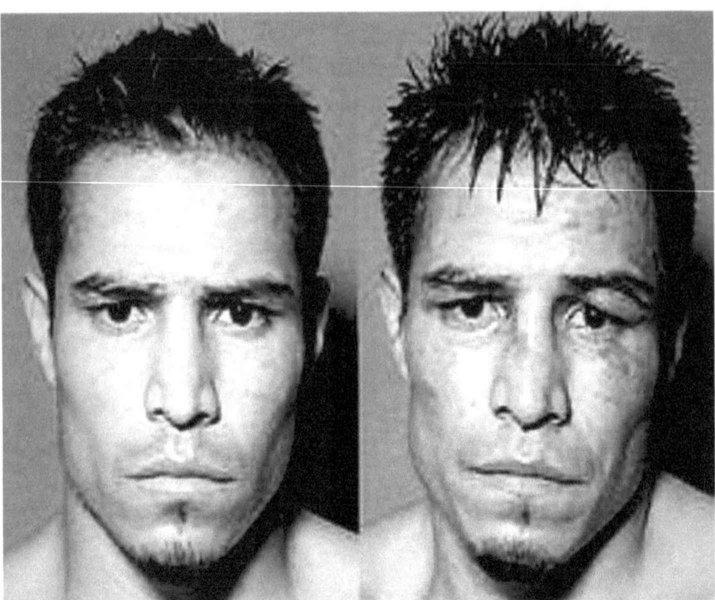

La respuesta es si ¿Alguna vez te has fijado en la cara de los boxeadores o los peleadores de MMA? Estas personas han recibido en su vida millones de golpes y al día de hoy siguen recibiendo. Es cierto que algunos tienen la cara deforme prácticamente pero la mayoría tienen unos pómulos muy exaltados.

También deberías tener en cuenta que muchos de ellos han sufrido traumas cerebrales y han muerto en combate. Esta es una razón mas por la cual te lo deberías pensar dos veces antes de practicar la hipertrofia de pómulos.

Otros tips para tu mandíbula.

Numero 1: Da el beso del pez.

Tal vez te suene raro, consiste en inclinar la cabeza hacia arriba y mantener la vista en el techo a un ángulo aproximado de 70 grados. Luego haz como si fueras a dar un beso y tensa tus labios. Este ejercicio debes mantenerlo durante un minuto. Luego baja la cabeza, relaja e inténtalo de nuevo. Debes hacer por lo menos diez repeticiones.

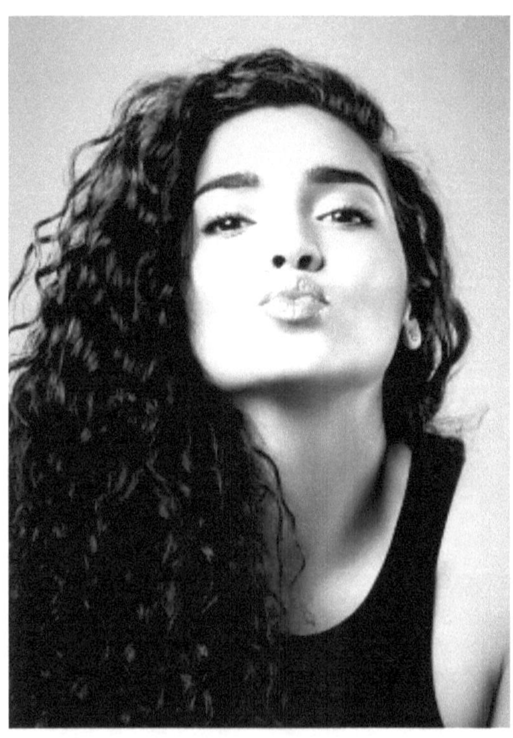

Numero 2: Abre la boca

¿Qué dices? Lo que acabas de escuchar. Tal vez estés enterado de que uno de los peores errores al practicar mewing es abrir la boca ¿cierto? Pero tranquilo no es precisamente de eso de lo que estoy hablando. Me refiero a que abras la boca con furia. Recuerdas esas películas, animados, series, da igual donde cuando alguien se enoja y sorprende al mismo tiempo abre la boca con furia y desprende un grito. Es algo parecido a eso lo que queremos.

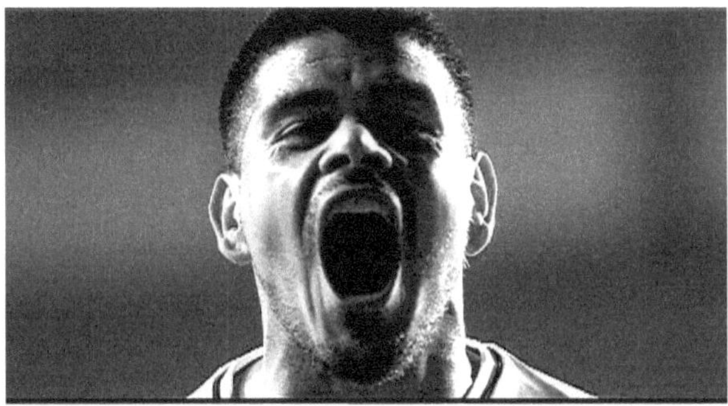

Tranquilo, no es necesario que grites. Solo queremos que abras la boca de esa manera durante 30 segundos, debes hacer diez repeticiones. El objetivo de este ejercicio es parecido al mencionado anteriormente. No se si recuerdes; el de sonreír. El punto es que ejercite el musculo orbicular de la boca.

Luego de eso relaja los músculos de la cara y prepárate porque aquí viene otro tip.

Numero 3: Agua en la cara

No te asustes, no es literal. Ya sabes que me gusta jugar con los nombres estos. Este tip se trata básicamente de tomar mucha agua, no hace falta decir que el agua es vital para nuestra salud ¿Pero como influye esto a tener una mandíbula mejor?

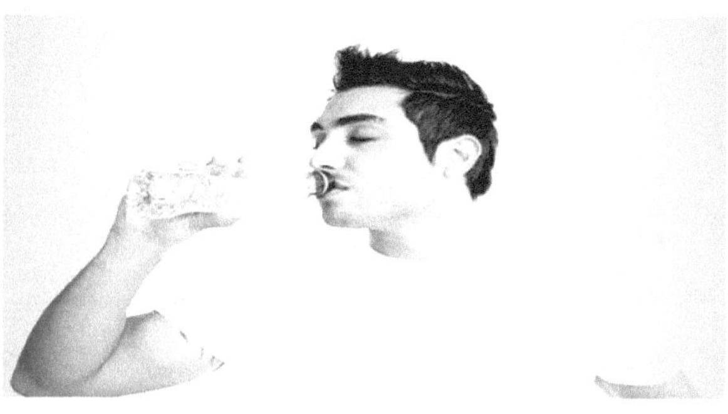

Sencillo, el agua mejora la circulación de la sangre en la cara y esa indirectamente afecta a la quijada. Además este tip tiene que ver con los hábitos y las dietas. Muchas personas me preguntan a diario ¿Que dietas hago para mantener mi figura y mi cara perfilada? Bien, necesitas saber que tomar agua en abundancia pero no en exceso es un gran paso. Además si tu que me estás leyendo sufres de *sobrepeso* aplicas esto a tu vida eliminarás poco a poco la papada y las mejillas abultadas. Esto claro si no te pasas el día ingiriendo ***comida chatarra.*** Bueno ya creo que me he extendido demasiado con este tema. Vamos al siguiente tip ¿Tienes alguna idea de que trata?

Numero 4: ¡Sal salecita!

¿A que no te esperabas eso? Bueno todo tiene un estudio científico de la mano, además usa tu lógica ¿Qué pasa si no ingieres mucha sal? Tu piel se deshidrata y adivina que ocurrirá si eso pasa ¡Tendrás unas facciones más marcadas!

Tampoco vayas a los extremos, debes ingerir sal. De lo contrario será perjudicial para tu salud, así como lo sería ingerirla de más. Este método no es que sea la gran cosa pero si vas aplicando todo lo que te he dicho verás resultados. Te lo aseguro.

Numero 5: ¿Cómo tener la nariz más recta?

Este es un sencillo truco demostrado científicamente que consiste en hacer presión de la lengua contra el paladar al igual que en el mewing pero esta vez con un chicle, así como el chewing… ¿Comprendes? Haces una bola de dos o tres chicles y la colocas encima de tu lengua luego con ella la aplastas hasta que quede completamente plana. Una vez hecho esto vuelve a empezar y continúa así haciendo una repetición del ejercicio diez veces.

Ejercicios faciales

En este apartado te mostrare cuatro músculos que debes ejercitar para tener una apariencia mejor. Entre ellos está; el musculo orbicular de la boca, el músculo mentoniano, el musculo corrugador de las cejas y el músculo cigomático mayor.

 La cara está compuesta con una cantidad aproximada de treinta músculos. De estos solo ejercitaremos los mencionados anteriormente. Es necesario saber que para conseguir buenos resultados debes seguir una rutina. Rutina que, te mostrare con posterioridad.

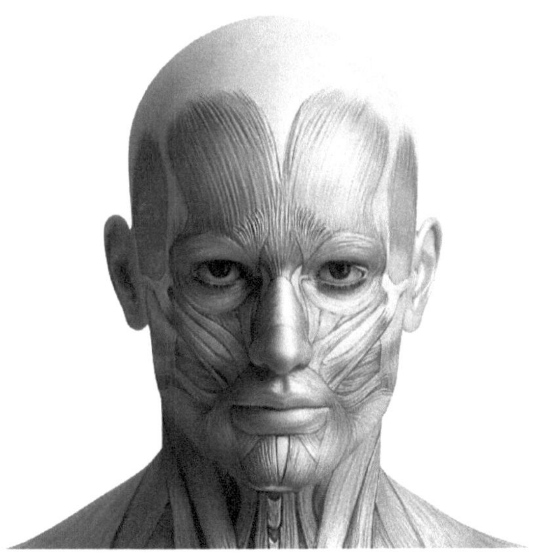

Número 1: ¡Whisky!

Este es un ejercicio nuevo que descubrí por mi cuenta. El cual consiste en ejercitar el musculo orbicular de la boca. Te adjunto una foto para que sepas de qué hablo.

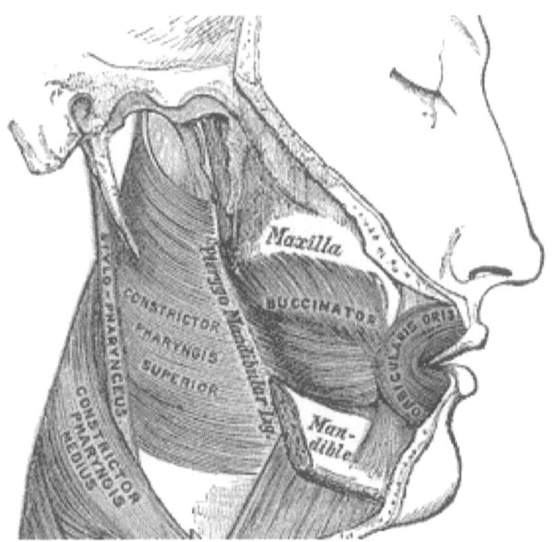

¿Cómo ejercitarlo? Fácil. Haz muecas como si estuvieras sonriendo. Hay dos formas:

La primera: quedarse paralizado en la mueca de sonreír por un minuto o más tiempo.

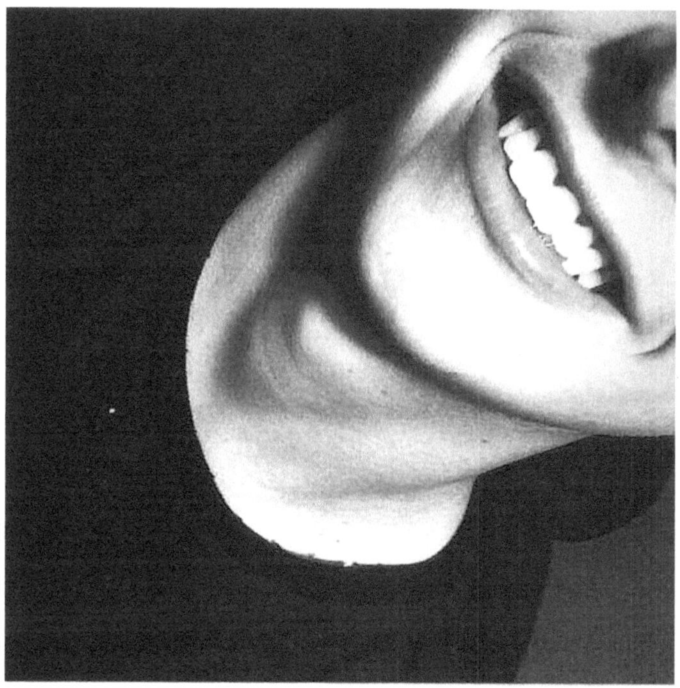

La segunda: hacer la mueca de sonreír una y otra vez con fuerza al llegar al límite.

Debes sentir que el musculo trabaja. Es como una extraña sensación de estiramiento.

Bien hasta aquí todo lo que debes saber sobre el mewing. Espero te haya gustado la información, pero no creas que acaba aquí. Ahora te dejaré con la segunda fase más potente para cambiar tu aspecto.

Numero 2: Musculo Mentiniano

O mejor conocido como mentón. Este ejercicio consiste en básicamente contraer y relajar el musculo aplicando fuerza. Lo que queremos lograr con esto es esa pequeña partidura que algunas personas tienen en el mentón y que estoy seguro de que no sabías que tú también podías tenerla.

Al cabo del tiempo con tanto contraer y relajar se nos irá desarrollando el musculo y pues tendremos resultados espectaculares.

Numero 3: Musculo cigomático mayor y menor.

A lo que también llamamos "Pómulo"

La manera de ejercitarlo sería la siguiente contraer y relajar el musculo aplicando mucha fuerza.

Este ejercicio es sencillo y no requiere de mucha explicación lo que queremos lograr con esto es ese efecto de unos pómulos más exaltados.

Queremos lograr estos cambios porque hay personas que tienen el hueso cigomático es decir el pómulo más largo que otras y bueno lo que todos si tenemos es el musculo cigomático mayor y menor que es el que vamos a ejercitar para corregir esa falta de hueso o esos pómulos nulos.

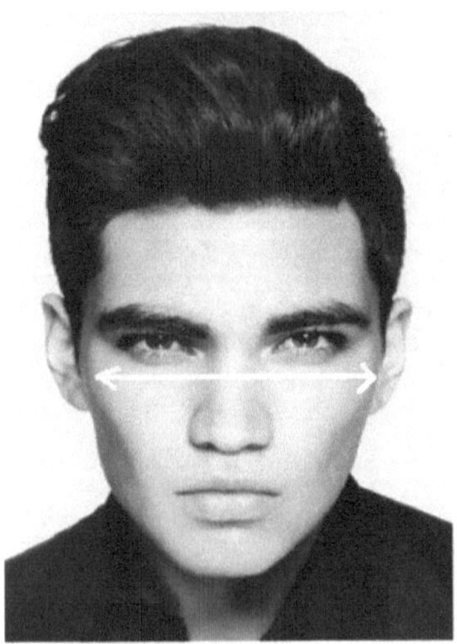

Músculo numero 4: Musculo Corrugador de las Cejas

Este tip se trata de tener una mirada más penetrante. Una mirada que pueda causar varias impresiones en una tercera persona al mismo tiempo.

Se trata de corrugar las cejas. Así como en la siguiente imagen.

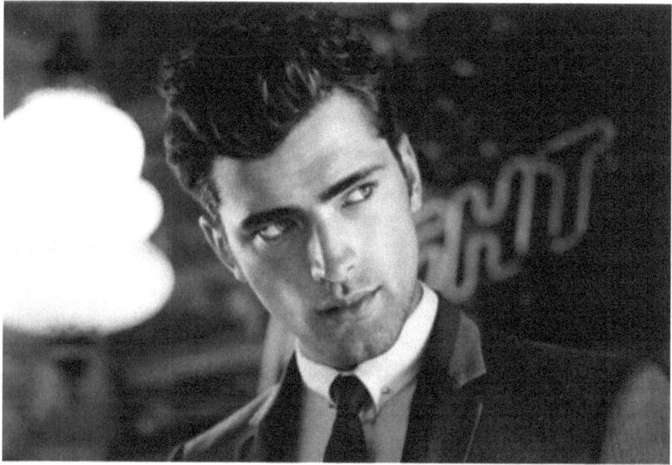

No se si alcanzas a notar que los músculos de este modelo en cuanto a las cejas están muy desarrollados. Esto se puede conseguir ejerciendo presión hacia abajo con las cejas. Hacia arriba no. Esto es muy importante que lo tengas claro. Ya que si ejerces hacia arriba estarías ejercitando otros musculos a la vez que no nos interesan para nada. Espero te hayan gustado estos ejercicios faciales, un saludo.

Epílogo

Este fue el último tip de este pack de ejercicios, métodos y hábitos que te harán cambiar tu apariencia y tu estilo de vida. Espero te haya gustado y recuerda que -aunque la tormenta moje tu cuerpo siempre el Sol lo va a secar-

Por ultimo acabaré este ebook diciéndote que levantes tu ego pero nunca olvides ser realista. Que tengas en cuenta que la apariencia no es realmente lo único que importa. Que de hecho no debería importar tanto. Que somos humanos y el alma importa, los sentimientos, los conocimientos e incluso la ignorancia. Conozco a varios ignorantes que son mas felices que muchos capaces. Esto no quiere decir que a partir de mañana te vuelvas un simio pero recuerda ser feliz y no te rindas. ¡Valórate! Que la vida te hace falta. Recuerda que todo lo que aprendas nadie jamás te lo podrá arrebatar pero la belleza se va con los años.

Es por eso que a modo de despedida te digo que no te rindas, esperando que este no sea el típico libro de autoayuda que nadie nunca leyó. Se necesita mucha fuerza de voluntad y mucho coraje para gritarle a tus genes que no necesitas de ellos porqué tu cuidarás de tu bien, sin embargo es más fácil rendirse. Es eso lo que le pasa a muchos que conozco, personas que se han propuesto un cambio y dos pasos más adelante se olvidan de porqué están allí. Espero que ese no sea tu caso mi amigo ya que -la vida se trata de proponerse poesía para poder vivir en los versos- ¿No se si me entiendes? Espero que si. Estoy harto de ver a los ojos a alguien y no saber si hay un alma detrás, no saber si existe un espíritu con el puto libre albedrio de mearle en la cara a los dioses y decirle que puede ser libre. Estoy harto de tanto humillar al que escribe rogándole a otros que cambien su visión de la vida cuando a mi nadie nunca me dijo que lo hiciera.

FIN